Nativelle

SUR LA DIGITALINE

Principe Actif des Feuilles du Digitalis purpurea,

MÉMOIRE

Présenté en 1844 à la Société de Pharmacie, pour le prix
sur la Digitale,

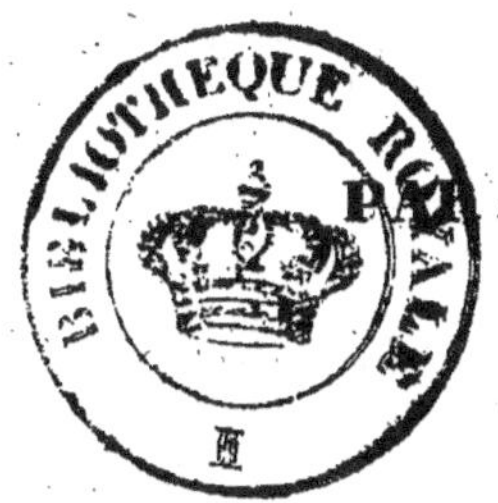

A. NATIVELLE,

PHARMACIEN A PARIS. (1)

Les difficultés que présentaient aux recherches les feuilles
de la digitale pourprée m'autorisaient à penser depuis longtemps que le principe actif de cette plante appartenait aux
substances neutres plutôt qu'aux substances alcalines ou acides, et que peut-être ce principe subissait de la part de la cha-

---

(1) Ce mémoire portait pour épigraphe : *Tempus omnia revelat* ; il remplissait toutes
les conditions du programme (voir le journal de pharmacie de février 1844) ; et était le
premier du concours.
Cependant le prix vient d'être donné à un des concurrents de 1843 , qui n'a *rien*
envoyé au dernier concours, mais qui s'est présenté *deux mois après sa clôture*, pour
obtenir de la société de pharmacie la *reprise* des expériences consignées dans son mémoire, lequel, malgré *les nombreux essais* faits il y a un an, c'est-à-dire, en 1843,
n'avait offert à la commission, qui ne connaissait pas encore mon travail, que *des résultats entièrement négatifs*. M. Soubeiran, un des commissaires chargés de ces expériences, a dit lui-même à la personne qui lui remit mon mémoire, et à moi plus
tard, n'avoir obtenu de ses essais persévérants *aucune trace de digitaline* ; d'autres
membres se sont exprimés de la même manière (*). J'insiste sur ce point , parce que
aujourd'hui la commission, pour justifier l'illégalité de ses actes et protéger *un concurrent qu'elle a pour membre*, ne tient plus le même langage et prétend qu'elle en
obtenait il y a un an ; à cela je réponds: Pourquoi le prix n'a-t-il point été donné alors,
si la question était résolue ? Le *programme*, comme les *faits*, prouve tout le contraire.
Qu'aurait obtenu la commission de *ces nouvelles expériences*, si elle avait opéré,
comme il y a un an, en dehors de toutes idées acquises ?
Je comprends qu'à cela elle saura répondre, les arguments ne lui manqueront pas pour
se défendre, il n'en faut pas beaucoup pour démontrer de la manière la plus claire

(*) La digitaline envoyée à l'appui du mémoire était en si petite quantité, m'a dit M. Chatin
que les essais thérapeutiques ne purent être continués.

1845

leur des modifications qui s'opposaient à son extraction; des recherches que je fis il y a deux ans, et l'an passé surtout, me prouvèrent suffisamment ces prévisions; cependant les moyens

---

qu'aucun emprunt n'a été fait à mon mémoire; il suffit, dira-t-elle, de comparer les textes; mais n'est-il point d'autres emprunts moins matériels que l'esprit sait faire et qui ne peuvent jamais se prouver?

Toutes les personnes qui s'occupent de recherches savent cela mieux que moi.

J'ai parlé *d'un membre de la société de pharmacie*, qui, contre la moralité de l'institution des concours, s'est fait concurrent. Quelles conséquences ne peut-on point tirer d'actes semblables? quelle opinion se former d'un membre d'une société, qui prend la tâche facile, contre le respect qu'il se doit et des règlements qu'il élude, de résoudre la question d'un prix qu'il a *voté lui-même*? Sur la foi de quelle garantie maintenant les candidats oseront-ils entreprendre des recherches toujours laborieuses et si longues, quand de pareilles choses se passent à l'insu de tous et dans le sein même d'une institution honorable?

Fera-t-on croire qu'au milieu d'une société, d'une commission, un membre ignore les travaux qui s'y font, qu'il ne les connaît point d'une manière directe ou indirecte? Cela n'est pas possible, et en supposant que cela soit, une simple donnée, un mot, un produit employé, ne peuvent-ils point révéler l'opération la plus secrète? Mais à part cela, ces messieurs ne se font-ils pas des communications? elles seraient sans préjudice, s'il n'y avait pas parmi eux des intérêts particuliers à satisfaire. J'ai appris d'ailleurs par un membre de la société de pharmacie que, sans faire partie de la commission, tous les membres du bureau pouvaient prendre connaissance des mémoires envoyés au concours.

J'aurais pu relater d'autres causes qui, après la clôture du concours, ont tant servi les intérêts de mon concurrent, mais, comme elles tiennent à mon imprudence, je n'en parlerai point.

On voit qu'il n'était pas difficile en pareilles circonstances de remporter le prix; il eût été fâcheux que ces faits fussent connus plus tôt, car la question de la digitale, *pendante* depuis *dix années*, serait encore à résoudre.

L'auteur *véritable* du mémoire qui a remporté le prix est *M. Quevenne*, pharmacien de la charité, *membre de la société de pharmacie*.

Comme les considérations que j'ai fait connaître empêchaient M. Quevenne de concourir, le mémoire a été présenté par un médecin de ses amis, M. Homolle, voici comment, de la propre bouche de M. Quevenne, ces faits sont venus à moi: Le 19 décembre 1844, M. Quevenne, que je ne connaissais point, vint dans une maison où je me trouvais, payer de la digitale; en causant avec le maître de la maison il lui dit qu'il avait remporté sur *douze concurrents* le prix de la digitaline; jusque là ce n'était qu'une nouvelle à laquelle je m'attendais, connaissant les intentions de la commission, mais ce qui me parut étrange furent ces paroles imprudentes, échappées comme pour me dévoiler à temps l'énigme (*) de ce qui s'est passé: « *J'ai fait le travail.. mais le mérite n'est pas pour moi, nous sommes deux, je ne pouvais pas concourir.... j'étais juge et partie dans l'affaire.* » Pour relever aussitôt ces *paroles*, dont les conséquences graves ont été déduites dans cette note, je me suis fait connaître à M. Quevenne   tout ce qu'il a pu me dire ne saurait servir à sa justification. Les faits flagrants révélés par ses aveux presque involontaires seront toujours, quoi qu'il fasse, contre lui.

21 décembre 1844.

A. NATIVELLE.

(*) Un membre de la société de pharmacie, M. B., m'avait déjà dit, il y a trois mois, sans me donner plus d'explication, que le mémoire qui, en 1843, avait tant occupé la commission, ne pouvait point concourir, que la position de l'auteur s'y opposait, et que plusieurs fois il lui avait donné le conseil sage de le retirer. La commission pouvait-elle ignorer cela?

mis en usage dans les cas ordinaires pour l'extraction des substances neutres devenaient insuffisants pour l'obtenir dans son
état de pureté ; il fallait donc chercher un moyen qui, à la fois
simple et en rapport avec la nature de ce principe, pût le donner pur et sans aucunes modifications ; cette question, je crois
enfin l'avoir résolue.

Avant que de décrire le mode d'extraction de la digitaline,
je présenterai quelques observations sur les feuilles de la digitale, prises à différentes époques de végétation.

Lorsque la digitale est peu avancée, comme celle qui se récolte en mars et avril, ses parties encore imparfaitement éla-
borées, trop aqueuses et pouvues d'une surabondance de sucre,
contiennent peu de principe actif, relativement à la quantité
qui se rencontre dans la plante plus développée ; si, au contraire, cette plante est trop avancée, montée en tige et fleurie,
la proportion du principe actif n'est pas beaucoup plus forte
que dans le premier cas. Ce n'est donc pas à ces époques oppo-
sées de la végétation que la digitale doit être récoltée pour l'u-
sage de la médecine et l'extraction de la digitaline, mais un peu
avant le développement de la tige, en juin et juillet, au mo-
ment où la plante à acquis de 25 à 30 centimètres de hauteur ;
en général, l'époque de la récolte ne peut être indiquée que
d'une manière approximative ; on trouve au mois de mai déjà
de la digitale en pleine maturité, cela cependant ne tend pas
à prouver qu'elle soit d'un emploi aussi avantageux que celle
qui croît dans une saison plus chaude ; pourtant la plus grande
partie de la digitale que le commerce consomme se récolte en
avril et mai, mais cela n'est pas une considération. La digitale
de la seconde pousse, qui croît en automne, offre des résultats
aussi avantageux que la précédente, lorsqu'elle a été récoltée à la
même période de végétation.

Une cause qui influe sur la qualité de la digitale est la manière prompte avec laquelle cette plante s'altère par une mau-
vaise dessiccation. Si la digitale à sécher a été mise dans un en-
droit peu aéré ; elle s'échauffe, noircit et fermente bientôt aux
dépens de sa matière sucrée ; si la dessiccation n'y vient mettre
un terme, l'acidité développée peu après réagit sur le principe
actif ; une plante, ainsi avariée, offre de mauvais résultats à l'a-
nalyse.

Pour ajouter aux observations précédentes, j'ai évalué par la quantité d'extrait sec obtenu la richesse de quatre digitales, prises à différentes époques : 100 parties de chacune d'elles furent traitées par déplacement jusqu'à refus de coloration, avec l'alcool à 0,50 comme étant le meilleur dissolvant des principes de la plante, moins les matières grasses et la chlorophylle. La première digitale soumise à l'essai avait été récoltée, il y a deux ans, dans le courant de juillet ; elle donnait 53 pour 100 d'extrait. Le second essai, fait sur une digitale de l'an passé, récoltée au commencement de juin, en donnait 47 pour 100. De la digitale toute jeune de cette année, récoltée en avril, en donnait 43 pour 100 ; enfin, un dernier essai fait avec de la digitale cultivée en pleine fleur, et récoltée à la fin de juin de cette année, n'en donnait que 40 pour 100. Cet extrait déliquescent laissait apercevoir de petites aiguilles incolores, qui paraissaient être de l'acétate potassique ; les autres extraits n'offraient pas ces caractères. La digitaline, du reste, s'est présentée de la même manière dans chacun d'eux.

Pour ne pas revenir sur les feuilles de la digitale, j'indiquerai dès à présent l'action sur elles de quelques dissolvants ; cela me conduira à faire connaître dans quel état le principe actif se trouve dans cette plante ; je signalerai en même temps dans ces feuilles la présence d'une substance rouge cristallisée.

Si l'on traite par déplacement la poudre de digitale avec l'éther pur, ou l'alcool sec, ceux-ci passent sans se charger de la substance active, de la chlorophylle, une huile fixe et une matière cireuse cristallisable (1), se dissolvent seulement. Si l'on opère de la même manière, mais avec l'alcool à 0,85, la poudre s'épuise déjà mieux, quoique imparfaitement encore ; une partie de la substance active se dissout, et avec elle la totalité des autres matières ; si l'on abandonne au repos cet alcoolé dans un flacon couvert d'un papier seulement, il se dépose aux parois douze ou quinze jours après de petits cristaux d'un rouge vif, qui ont quelquefois la forme aiguillée de l'alizarine ; cette sub-

---

(1) Cette matière cireuse à l'état de pureté cristallise en petites aiguilles blanches et rayonnées entièrement dépourvues de saveur, elle fond à une douce température, comme le ferait la cire.

stance n'existe qu'en très minime quantité ; on tenterait en vain d'en obtenir davantage en laissant évaporer l'alcoolé dans un vase à plus large surface, il y aurait même inconvénient à le faire, la matière cireuse qui se déposerait avec l'huile et la chlorophylle les embarrasseraient de manière qu'il ne serait pas possible de constater leur présence. Cette substance, du reste, n'offre qu'un intérêt secondaire, n'ayant pas de rapport avec le principe actif de la digitale. La matière colorante rouge, soluble dans l'eau, déjà mentionnée par Welding, qui dans la digitale récente colore la base des pétioles, les nervures des feuilles et les fleurs, ne paraît nullement par sa grande solubilité appartenir à ces cristaux.

Si l'on traite par déplacement la poudre de digitale avec l'alcool affaibli jusqu'à 0,50, l'épuisement cette fois est complet, le résidu dépourvu de saveur et de couleur verte, ne contient plus que les matières grasses inertes et la chlorophylle ; l'alcoolé transparent et d'un rouge d'extractif tient en dissolution tous les principes de la plante ; mis à l'étuve sur des assiettes, il laisse déposer, à mesure que l'alcool s'évapore, une matière molle, poisseuse, de *l'apparence d'une résine.* Cette matière, d'une saveur âcre, très amère, considérée jusqu'à ce jour comme une résine, mérite de fixer l'attention, car c'est à elle seulement que les feuilles de la digitale doivent leurs propriétés actives ; *il n'y a point de résine dans cette plante,* la substance regardée comme telle est la *digitaline même, eu combinaison avec l'acide tannique.* Cette combinaison ne se sépare pas entièrement de la solution de l'extrait, il en reste encore dans la liqueur une certaine quantité qui semble ne devoir sa solubilité qu'à une moindre saturation de l'acide qui forme combinaison avec le principe actif ; ne pourrait-il pas se faire que ce soit un sous-tannate résultant d'un tannate neutre par la séparation du premier, qui serait un sur-tannate ? on est amené à cette supposition par l'acide tannique ajouté à cette solution : celui-ci précipite ce qu'il restait de tannate digitalique. Les acides séparent également le tannate digitalique, mais ils réagissent plus ou moins sur lui, suivant leur intensité ; cette précipitation diffère de la précédente en ce qu'elle n'est que le résultat de la modification du principe actif. Les digitales trop jeunes laissent peu de tannate digitalique après la solution de l'extrait ; cela peut tenir à ce que l'acide tannique ne prédomine pas encore. Le tannate digitalique ressemble à de la poix noire ; il est peu soluble dans l'eau froide, l'eau chaude le dissout mieux, l'alcool faible le dissout complètement ; malaxé sous l'eau il se satine comme les résines.

Cette combinaison brute du principe actif, si facile à obtenir, doit avoir en thérapeutique des avantages sur la digitale. On l'obtient à l'état de pureté en précipitant une solution aqueuse de digitaline par l'acide tannique.

Les feuilles de la digitale contiennent :

Digitaline en combinaison avec l'acide tannique.

Substance rouge cristallisable.

Principe aromatique.

Matière cireuse cristallisable.

Huile fixe.

Sucre.

Matière colorante rouge, soluble dans l'eau.

Chlorophylle.

Extractif.

Albumine.

Sels à acides végétaux.

— inorganiques.

EXTRACTION DE LA DIGITALINE.

Pour isoler la digitaline de sa combinaison tannique, aucun agent n'était plus propre que l'acétate plombique ; cependant l'emploi de ce sel présentait, par la nature même de la digitaline, plusieurs difficultés : l'excès de plomb ne pouvait être précipité avec avantage par l'acide sulfhydrique (1). Des con-

---

(1) L'acide sulfhydrique mettant à nu l'acide acétique du sel plombique employé en excès, ce dernier acide, comme on le verra ailleurs, peut réagir sur la digitaline, surtout par le concours de la chaleur.

sidérations que je relaterai plus loin m'obligeaient aussi à éviter l'emploi de la chaleur. La grande solubilité de la digitaline et son état incristallisable ne me permettaient pas non plus d'avoir recours aux évaporations spontanées qui, d'ailleurs, n'auraient donné qu'une matière encore complexe, c'est-à-dire, un mélange de digitaline, de sucre et de sels déliquescents. Il fallait donc, pour séparer la digitaline des matières qui l'accompagnaient encore, *la précipiter*, en s'emparant, à l'aide d'un sel très-soluble, de la liqueur qui la tenait en solution. *Le sulfate ammonique*, par la modicité de son prix, sa grande solubilité dans l'eau et son insolubilité complète dans l'alcool, est très propre à cet usage, il a, en outre, l'avantage de permettre, sans réaction aucune, l'exacte séparation du plomb.

On met dans un cylindre à déplacement 500 grammes de poudre très grossière de digitale; cette poudre, tassée légèrement, ne doit avoir dans l'appareil qu'une hauteur à peu près égale au diamètre qu'elle occupe; on verse dessus de l'alcool à 0,50 en quantité suffisante pour la pénétrer; on laisse écouler librement la première liqueur, et douze heures après, la poudre étant suffisamment gonflée, on commence le déplacement; cette opération se fait d'abord assez lentement; cela n'est pas un inconvénient, car, si elle est moins prompte qu'en ne tassant pas la poudre, l'épuisement a lieu d'une manière plus régulière.

Cinq parties d'alcool suffisent pour épuiser totalement une partie de poudre; on ajoute sur la fin du déplacement une quantité suffisante d'eau; l'alcool retenu se trouvant alors entraîné presque complètement, achève l'épuisement des dernières couches de poudre.

L'alcoolé obtenu d'une couleur rouge foncée est mis sur des assiettes dans une étuve à courant d'air, pour qu'il s'évapore. L'extrait qui en résulte est dissout avec un kilog. d'eau tiède, *le tannate digitalique* se rassemble en une masse poisseuse, on le lave dans un peu d'eau, et on le met de côté pour le traiter à part, comme il sera dit plus loin. On ajoute à la solution de l'extrait une quantité d'eau suffisante pour avoir en tout 4 kilog. de liqueur. On verse dans cette liqueur, et en ayant la précaution d'agiter, 1,000 grammes d'acétate plombique basique du Codex, marquant 20 de densité ; il se forme un précipité d'un jaune verdâtre ; on filtre quelque temps après ; la liqueur qui passe est en masse d'une teinte ambrée claire, les filtres égouttés sont enveloppés dans un coutil serré et mis à la presse, il s'en écoule une certaine quantité de liqueur qui, après avoir été filtrée, est réunie à la première.

On fait passer dans cette liqueur jusqu'à réaction complète d'acidité, et en ayant la précaution d'agiter, un courant de gaz carbonique (2) : l'acétate basique qu'elle contient est décomposé, le carbonate plombique lourd et cristallin qui se dépose entraîne avec lui la dernière trace de matière colorante.

Cette liqueur en masse est presque sans couleur ; dans un verre à expérience elle est entièrement incolore. On fait dissoudre dans cette liqueur, jusqu'à cessation de précipité, une quantité suffisante de sulfate ammonique, environ 100 grammes (la préparation de ce sel est décrite plus loin) ; l'acétate neutre qu'elle contient est décomposé, une partie du sulfate plombique se précipite ; on filtre pour séparer le double dépôt, on précipite ensuite la digitaline, en ajoutant à la liqueur bien transparente autant de sulfate ammonique qu'elle peut en dissoudre, pour cela le tout mis dans un ou plusieurs flacons et agité fortement pendant quelque temps ; après un instant de repos on décante, pour séparer de l'excès de sel la liqueur saturée dans d'autres flacons. Cette liqueur, légèrement opaque, laisse apparaître peu de temps après la digitaline sous forme de flocons blancs nuageux ; on laisse en un lieu tranquille ; les flocons peu à peu se rassemblent au fond du vase ; 24 heures environ après on sépare la plus grande partie de la liqueur devenue transparente. On met le dépôt clair sur un filtre, et lorsqu'il est égoutté on verse dessus une quantité suffisante de solution saturée de sulfate ammonique ; ce lavage par filtration a pour but d'entraîner la dernière trace de matière sucrée que pourrait retenir interposée la digitaline, afin d'éviter que la solution saline s'évapore, ce qui obstruerait le filtre ; on couvre l'entonnoir de plusieurs doubles de papier mouillé ; le filtre, une fois égoutté, est étendu sur un marbre, et à l'aide d'une carte en corne on enlève la digitaline. Cette substance se présente,

---

(2) Voir plus loin la description d'un appareil à gaz carbonique.

étant humide, sous la forme d'une masse poisseuse blanche, tenant à l'état de mélange du sulfate plombique ; on la sépare facilement de ce sel cristallin et insoluble, en la dissolvant dans 8 fois son poids d'eau pure ; on opère la filtration de cette solution en la faisant passer au travers du dépôt qu'elle contient ; pour cela on met le tout dans un petit cylindre en verre ou un entonnoir dont la douille est garnie d'un tampon de coton lavé d'abord à l'alcool, et ensuite à l'eau ; après quelques instants la liqueur passe parfaitement transparente, elle est entièrement privée de plomb ; les réactifs n'en décèlent aucune trace. On précipite de nouveau la digitaline comme précédemment, en saturant cette solution très amère par un excès de sulfate ammonique ; le tout est mis sur un filtre, et celui-ci égoutté, on l'étend sur plusieurs doubles de papier de soie (1) ; pour éviter la cristallisation de l'eau mère saline, on couvre le filtre d'un vase dont les parois ont été mouillés légèrement. Lorsque la digitaline est devenue d'une consistance poisseuse, on l'enlève avec soin de dessus le filtre, et on l'étend en couches minces sur des assiettes pour la faire sécher, on la réduit ensuite en poudre, et on la met dans un flacon sec avec une quantité suffisante d'alcool à 0,95 ; on laisse en contact pendant 24 heures, en ayant le soin d'agiter de temps en temps ; la digitaline seule se dissout ; on met le tout sur le petit cylindre indiqué déjà, et la filtration s'opère avec facilité ; on recohobe plusieurs fois la liqueur jusqu'à ce qu'elle soit parfaitement transparente ; on verse sur le résidu de sulfate ammonique un peu d'alcool, afin d'entraîner la solution digitalique qu'il retient ; cet alcoolé est d'une teinte légèrement ambrée ; on le met à l'étuve, et après son évaporation on réduit en poudre fine la substance ambrée transparente, sèche et fendillée qu'il laisse dans les assiettes (2).

La digitaline pure forme une poudre blanche très soluble

---

(1) Pour absorber la solution saline il ne faudrait pas faire usage de doubles de linge, ceux-ci retenant toujours un reste de lessive, ne tarderaient pas à mettre à nu de l'ammoniaque qui altérerait la digitaline.

(2) Lorsqu'on pulvérise la digitaline, si l'on n'a pas le soin de s'en garantir, elle irrite fortement la membrane muqueuse et provoque un éternuement insupportable, les yeux se ressentent également de son action.

dans l'eau, moins soluble dans l'alcool concentré, et insoluble dens l'éther, d'une saveur amère excessivement intense, analogue à la digitale, mais plus énergique et se faisant longtemps sentir sur la langue par son âcreté.

On verra bientôt sous quelles influences légères la digitaline peut perdre en partie sa solubilité dans l'eau, sans diminuer pour cela d'intensité d'amertume.

EXTRACTION DE LA DIGITALINE

du Tannate digitalique.

Bien que l'opération qui vient d'être décrite donne d'une manière simple la digitaline à l'état de pureté, il est plus rationnel cependant de l'obtenir du *tannate digitalique* isolé des liqueurs extractives. On a vu précédemment que de la solution de l'extrait une partie seulement de cette combinaison brute se séparait, mais qu'au moyen de l'acide tannique on précipitait facilement l'autre.

Voici comment on opère : on verse dans la solution de l'extrait de laquelle s'est séparée le tannate préexistant une quantité suffisante d'acide tannique ; il se forme un précipité floconneux et abondant, qui ne tarde pas à s'agglutiner au fond du vase ; on décante la liqueur surnageante, on verse sur ce tannate de l'eau d'abord un peu chaude ; il se liquéfie ; on l'agite en tout sens afin de le séparer de la liqueur extractive adhérente. On continue encore trois ou quatre fois les lavages, en le malaxant dans l'eau tiède. Ce tannate est entièrement identique par son aspect et ses propriétés chimiques à celui qui se sépare spontanément. On isole la digitaline de l'un ou l'autre de la manière suivante :

Pour chaque 20 grammes de tannate humide (1) mis en

---

(1) Lorsque ces tannates sont conservés plusieurs semaines sous l'eau, ils perdent leurs adhérences poisseuses et exigent une plus grande quantité d'ammoniaque pour se dissoudre ; il paraît se former, dans ce cas, de l'acide gallique ; c'est sans doute après une transformation semblable opérée dans les feuilles de la digitale probablement vieillie que Welding a reconnu la présence de cet acide.

contact préalablement-avec un peu d'eau tiède on ajoute 10 gouttes d'ammoniaque ; la dissolution ne tarde pas à avoir lieu par l'agitation; on l'étend de 1,000 grammes d'eau, on verse dans cette liqueur transparente, et à peu près sans action sur le papier de tournesol rougi, un excès de solution d'acétate plombique neutre à 20 de densité ; l'on filtre ; si la liqueur n'était pas entièrement incolore, on y ajouterait une petite quantité d'acétate plombique basique et on y ferait passer un courant de gaz carbonique. On ajoute ensuite un peu de sulfate ammonique, et le dépôt de plomb séparé par la filtration, on sature la liqueur par un excès du même sel ; la digitaline se précipite en legers flocons blancs après quelque temps d'agitation. On procède pour le reste de l'opération comme il a été dit déjà.

La digitaline obtenue ainsi est parfaitement blanche et d'une grande pureté.

DIGITALINE MODIFIÉE.

J'indique pour terminer l'extraction de la digitaline quelques autres modes à l'aide desquels on peut l'obtenir, sans avoir recours à la précipitation par le sulfate ammonique. Si ces moyens par les résultats qu'ils donnent sont sans avantages sur ceux que je viens de décrire, ils prouveront au moins d'une manière évidente quelles sont les modifications que cette substance subit de la part de la chaleur, au milieu surtout d'une liqueur rendue légèrement acide.

On dissout l'extrait obtenu de 500 grammes de digitale dans 2,000 grammes d'eau ; on verse dans cette solution un excès d'acétate plombique neutre; on filtre ou fait passer dans cette liqueur encore colorée un courant d'acide sulfhydrique jusqu'à l'entière précipitation du plomb; on filtre de nouveau, on évapore au trois quart cette liqueur, on y ajoute une petite quantité d'acide acétique ; la digitaline se précipite quelques jours après, ou de suite, si l'on chauffe, sous forme de petits globules oléagineux transparents ; en cet état elle n'a rien perdu de son amertume âcre et ressemble aux principes immédiats des hydratés. La cnicine possède ce caractère à un haut degré (1). La digitaline qui a subi cette modification ne se dissout plus facilement dans l'eau ; l'alcool devient son meilleur dissolvant ; après son évaporation lente, il la laisse comme confusément cristallisée.

On peut obtenir aussi cette digitaline en traitant par le même moyen le tannate digitalique préalablement dissous comme il a été indiqué déjà ; comme cette solution est dépourvue de matière extractive, on peut une fois décolorée par le plomb l'évaporer jusqu'à presque siccité : là digitaline apparaît sans qu'il soit nécessaire d'ajouter de l'acide, la liqueur en contient assez par la décomposition de l'excès de sel plombique. Ce moyen en donne peu, on en obtient davantage en dissolvant dans l'alcool faible ce tannate, traitant par le sel plombique, filtrant et soumettant au gaz sulfhydrique.

On l'obtient encore très-simplement en ajoutant à la solution peu étendue de l'extrait une quantité suffisante d'acide acétique : le tannate digitalique se précipite quelques temps après ; on le lave et on le dissout dans l'alcool pour le traiter comme il est dit ci-dessus.

La digitaline est fortement active ; on peut espérer que la médecine trouvera dans son emploi à de très petites doses des avantages certains sur les feuilles de la digitale, dont les effets sont quelquefois inconstants.

Quelques essais m'ont démontré que la digitaline agit mortellement sur les animaux à la dose de 1 décigramme, lorsque l'œsophage est lié. Dans le cas contraire les vomissements fréquents qui ont lieu expulsant en partie la substance toxique, l'animal peut parvenir à se rétablir quelques jours après.

---

(1) La *cnicine* est une substance amère, intense, d'une saveur franche cristallisant en belles aiguilles blanches, soyeuses, que j'ai découverte en 1837 dans les feuilles du *chardon bénit* et dans toutes les plantes amères de la nombreuse tribu des cynarocéphales.

Les feuilles de la *ményanthe* contiennent également une *substance* qui a beaucoup de rapports avec la cnicine, par la manière prompte avec laquelle elle se deshydrate au moyen de la chaleur et perd la propriété de cristalliser. Cette substance, que j'ai isolée peu de temps après la cnicine, jouit comme elle d'une saveur amère très-prononcée, mais différente, et qui rappelle les feuilles du trèfle d'eau ; elle cristallise en longues aiguilles ramifiées à éclat satiné d'une grande blancheur. Ces cristaux examinés à la loupe se distinguent de ceux de la cnicine par la manière dont ils sont groupés.

Dans une note particulière je ferai connaître bientôt le mode d'extraction de ces deux substances fébrifuges, appelées à remplacer un jour les alcalis du quinquina.

EXAMEN CHIMIQUE DE LA DIGILATINE.

Je ne donne que les propriétés principales de cette substance nouvelle, le temps me manquait pour en faire une étude plus étendue.

La digilatine est neutre, azotée, (1) fusible, non volatile ; chauffée sur une lame de platine, elle fond, se colore et se décompose en répendant dans l'air des vapeurs aromatiques qui, à l'approche d'un corps en ignition, brûlent avec une flamme blanche, fuligineuse ; il reste un charbon luisant et léger, qui, après son incinération, ne laisse aucun résidu.

La digitaline est incristallisable, elle se présente en masse amorphe transparente et friable comme les résines, se réduisant facilement en poudre, inaltérable à l'air, d'une saveur amère, âcre très-prononcée.

L'eau dissout la digitaline en toute proportion, cependant elle ne possède bien cette propriété qu'autant qu'elle n'a point subi les modifications qui ont été signalées. L'alcool ordinaire la dissout facilement, l'alcool absolu la dissout à peine, l'éther pur ne la dissout pas.

L'acide tannique mis dans une solution aqueuse de digitaline la précipite ; la liqueur blanche qui en résulte laisse apparaître quelques instants après des flocons volumineux qui, en se réunissant, forment une masse molle, ambrée, transparente, de la consistance de la poix. Cette combinaison par sa saveur amère astringente rappelle les deux substances qui ont servi à sa formation ; elle en diffère néanmoins par son peu de solubilité dans l'eau.

Ce tannate, à part sa pureté, est l'analogue de celui qui existe tout formé dans la digitale.

L'acétate plombique basique précipite la digitaline, si la so-

---

(1) La présence de l'azote fut constatée sur de la digitaline précipitée par le sulfate sodique effleuri.

lution n'est pas trop étendue. L'acétate neutre ne la précipite pas.

Si l'on abandonne à une douce température, dans un verre couvert d'un papier seulement, une solution étendue de digitaline dans l'eau pure, elle prend au bout de plusieurs jours une odeur très-agréable de coumarine; plus tard elle répand tout à la fois l'arome de la coumarine et du laurier-amandier. Durant cette réaction ou l'oxygène de l'air paraît intervenir, de légers flocons blancs qui paraissent être de la digitaline modifiée se déposent. Quinze jours après l'odeur mixte, quoique moins suave, était encore appréciable, la solution, devenue légèrement acide, n'avait rien perdu de sa saveur âcre, amère.

Les acides faibles précipitent lentement, en la modifiant, la digitaline dissoute dans l'eau; par la chaleur l'action est immédiate.

Les alcalis caustiques étendus à la température ordinaire agissent sur la digitaline plus profondément que les acides; la saveur amère disparaît; en saturant la liqueur elle reparaît, mais changée d'une manière appréciable.

L'acide azotique et l'acide sulfurique dissolvent la digitaline avec coloration rouge sombre.

ACIDE CARBONIQUE.

L'emploi fréquent de l'acide carbonique dans les recherches que j'ai faites sur la digitale m'a donné l'idée de l'appareil que je vais décrire; je pense qu'il sera de quelque utilité dans les laboratoires, étant par sa disposition toujours prêt à fonctionner.

Du premier flacon destiné à servir de réservoir à l'acide part un tube à l'extrémité duquel est fixé une petite bouteille formée par la jonction de deux feuilles de caoutchouc. Une vessie

remplirait la même indication. Un second tube droit à diamètre
assez large et qu'on ferme avec un bouchon sert à l'introduc-
tion de l'acide ; un troisième tube, enfin, plongeant jusqu'au
fond se rend dans le second flacon, qui contient le marbre ;
l'extrémité de ce tube est courte et rentre librement dans un
tube plus large, ouvert des deux bouts ; ce tube a pour utilité
de conduire l'acide sur le marbre, tout en évitant l'absorption ;
un syphon placé à côte de lui permet sans démonter l'appareil
de retirer le chlorhydrate calcique ; les deux derniers flacons
contiennent de l'eau, ils sont destinés au lavage du gaz. L'appareil luté, il suffit de comprimer la petite bouteille, pour por-
ter sur le marbre la quantité d'acide qu'on juge nécessaire ;
après chaque pression, le gaz qui se produit sert d'abord à la
remplir, en sorte qu'on peut la faire fonctionner autant de fois
qu'on le désire. Pour retirer la liqueur calcique, on produit un
peu de gaz ; la pression exercée sur le liquide amorce le syphon.
L'appareil ne se démonte que pour mettre du marbre.

PURIFICATION

DU SULFATE AMMONIQUE GRIS.

Le sulfate ammonique qui convient le mieux à la précipitation de la digitaline est celui qui provient des usines à gaz ;
ce sel à peu près pur et blanc ne contient que des traces de fer ;
il ne possède point, comme celui qu'on obtient des matières
animales, l'odeur infecte de l'huile de Dippel, une légère odeur
de benzine le caractérise seulement. Ce sulfate, qui se prépare
à la Villette et à Vaugirard, ne coûte que 53 fr. les 100 kilog.
Rien n'est plus simple que sa purification.

On fait dissoudre dans l'eau froide jusqu'à saturation complète 5 kilog. de ce sel, on ajoute à cette solution 250 grammes
de noir animal en poudre fine ; après quelques instants d'agitation on filtre, on verse ensuite dans la liqueur parfaitement
incolore et mise dans un flacon 250 grammes d'ammoniaque,
on agite fortement ; la liqueur devient opaline et légèrement
ocreuse, par la précipitation de quelque phosphates et du fer ;

on laisse en contact pendant 24 heures ; on filtre et on évapore la liqueur jusqu'à siccité, dans une capsule de porcelaine ; ce sel purifié ainsi est d'un blanc de neige, parfaitement privé de fer et pulvérulent, comme il le faut pour la digitaline. Quatre parties de ce sel se dissolvent dans 5 parties d'eau froide. On peut purifier par le même moyen, lorsqu'il n'est pas trop impur, le sulfate provenant de la décomposition des matières animales ; l'huile empyreumatique se fixe en partie au noir et le reste s'échappe par l'évaporation.

Imprimerie de Wittersheim, rue Montmorency, 8.